人畜共患病防控系列丛书

你问我答 话弓形虫病

中国动物疫病预防控制中心 组织编写

化学工业出版社
·北京·

内容简介

本书是《人畜共患病防控系列丛书》之一，采用一问一答的形式，就弓形虫病的基本知识、危害、预防措施、检疫与监督、人员防护进行了全面介绍。本书图文并茂，实用新颖，不仅是广大从业人员的“科普书”，而且内容贴近生活，适合大众阅读，实为从业人员和大众了解弓形虫病、预防弓形虫病的知识读本。

图书在版编目（CIP）数据

你问我答话弓形虫病/中国动物疫病预防控制中心组织编写. —北京：化学工业出版社，2020.12
（人畜共患病防控系列丛书）
ISBN 978-7-122-37992-4

Ⅰ.①你… Ⅱ.①中… Ⅲ.①弓形体病-防治-问题解答 Ⅳ.①R531.8-44

中国版本图书馆CIP数据核字（2020）第228680号

责任编辑：刘志茹 邱飞婵　　装帧设计：关 飞
责任校对：宋 夏

出版发行：化学工业出版社（北京市东城区青年湖南街13号 邮政编码100011）
印　　装：天津图文方嘉印刷有限公司
710mm×1000mm 1/32 印张$2^{3}/_{4}$ 字数45千字
2020年12月北京第1版第1次印刷

购书咨询：010-64518888　　售后服务：010-64518899
网　　址：http://www.cip.com.cn
凡购买本书，如有缺损质量问题，本社销售中心负责调换。

定　　价：20.00元

《人畜共患病防控系列丛书》编委会

主　　任： 陈伟生

副 主 任： 沙玉圣　杨　林　林典生

委　　员：（以姓名笔画为序）：

马世春　王九峰　王晓钧　刘金明　吴清民

张　昱　张壮志　范伟兴　林湛椰　索　勋

郭　鑫　郭学军　涂长春　黄　涛　寇占英

颜起斌

《你问我答话弓形虫病》编写人员

主　　编： 马世春　张存瑞

副 主 编： 蒋　蔚　王　权　姚　强

编写人员（以姓名笔画为序）：

马世春　王　权　王江涛　卢春慧　刘　旗

孙晓东　杨显超　辛思培　张　昕　张存瑞

张曼玉　陈　芸　耿小玲　姚　强　蒋　蔚

审稿人员： 索　勋

目录

第一部分 概述

第二部分　弓形虫病的预防措施

第三部分　弓形虫病的检疫与监督

第四部分　人员防护

第一部分

概述

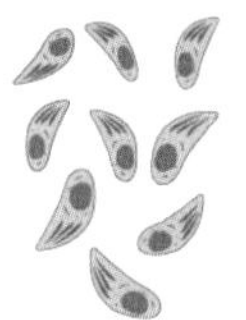

滋养体

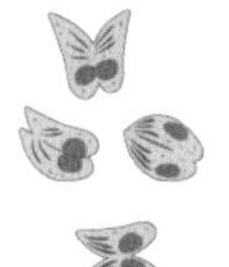

分裂中的滋养体

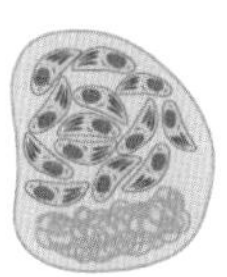

假包囊

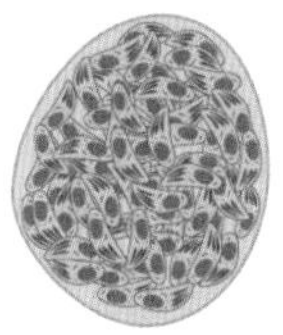

包囊

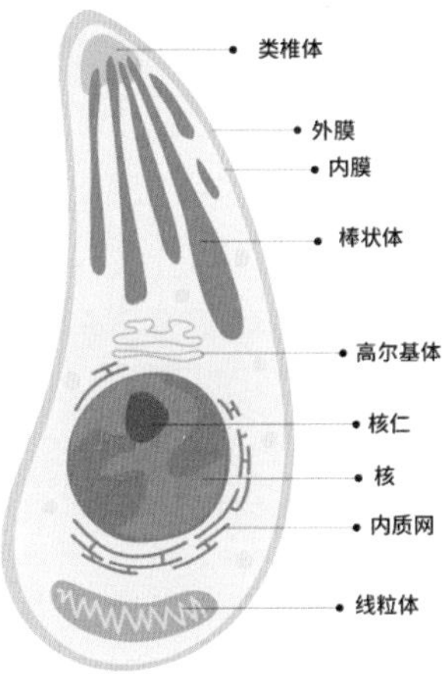

速殖子电镜模式图

1. 什么是弓形虫?

弓形虫属于顶复门、孢子虫纲、真球虫目的专性细胞内寄生原虫，因其滋养体呈弓形而得名。弓形虫在自然界分布广泛，可感染包括人在内的几乎所有的温血动物，猫科动物是终末宿主，人和其他哺乳动物以及家禽均可为弓形虫的中间宿主。

2. 什么是弓形虫病?

弓形虫病又称为弓浆虫病或弓形体病，是由刚地弓形虫感染人和动物引起的疾病，为世界性分布的人畜共患寄生虫病。弓形虫可广泛寄生在人和动物的有核细胞内，随血液流动到达身体各部位，破坏大脑、心脏、眼底，致使人和动物的免疫力下降，增加患各种疾病的风险。人多呈隐性感染，临床表现复杂，缺乏特征性的临床症状，易造成误诊。弓形虫常可导致宿主的免疫功能低下、中枢神经系统损害和全身性感染等严重后果。

3. 弓形虫生活史有哪些重要发育阶段?

弓形虫有着十分复杂的生活史，在发育过程中需要转换宿主，完整的发育过程有5种主要形态：速殖子（假包囊）、缓殖子（包囊）、裂殖子、配子体和卵囊。

猫科动物是其终末宿主，其他哺乳动物及人类，或禽类等为中间宿主。终末宿主因吞食弓形虫包囊、假包囊或感染性卵囊而感染，在体内可进行完整的5个期发育，最后形成的卵囊成熟后进入肠腔随粪便排出体外，在适宜的外界环境中发育为感染性卵囊。中间宿主吞食了被弓形虫感染性卵囊、包囊或假包囊污染的饲料或饮水后而感染，子孢子、缓殖子或速殖子随淋巴和血液循环分布到肠外的各种组织器官。

4. 弓形虫病的易感动物有哪些？

弓形虫病呈世界性分布，其宿主十分广泛，可感染几乎所有哺乳动物和鸟类，如可感染猪、黄牛、水牛、马、山羊、绵羊、鹿、兔、猫、犬、鼠、鸡等多种动物。尤其是猫和猪的感染率较高，人也属于易感动物。

5. 人弓形虫病的流行特点是什么？

弓形虫病在我国分布广泛，无明显地域差异，也无明显季节差异，全年均可发病。一般呈散发，偶见家庭聚集发病现象。此外，人弓形虫病的流行特点与弓形虫病的发病情况、人群感染情况、地理分布情况、居住环境、职业分布以及饮食习惯等方面相关。

（1）发病情况：人感染弓形虫后多为无症状，或出现淋巴结肿大、低热及疲惫等症状，易与其他疾病混淆。先天性弓形虫病患儿出生时神经发育受阻，出现痉挛、瘫痪，感染眼部则影响视力，严重时可导致失明。

（2）人群感染情况：弓形虫病呈世界性分布，人群普遍易感。弓形虫的感染率随年龄增长而升高，可能是接触机会增加所致。

（3）地理分布与居住环境：弓形虫病分布存在地理差异，低海拔地区、气候温暖湿润的地区较高海拔地区、干燥炎热的地区高。弓形虫感染存在城市与农村的差异，通常农村地区高于城市，可能是畜牧业、家庭饲养的猫与家畜接触，还与农村的生活卫生环境有关。

（4）职业分布：弓形虫的感染率与职业分布密切相关，如兽医、动物饲养员、屠宰人员、肉类加工人员等接触病原体机会多，被感染机会多。

（5）饮食习惯：吃生肉或者未煮熟肉的人群弓形虫感染率高于吃熟肉的人群。

6. 弓形虫病对哪些家畜危害最大？

弓形虫可感染多种家畜引起弓形虫病，损伤各组织脏器、呼吸系统、中枢神经系统，以及引起孕畜流产、死胎等，其中对猪、绵羊和山羊的危害最大。尤其猪暴发弓形虫病时，可使整个猪场发病，死亡率高达60%以上。

7. 人弓形虫病的临床症状是什么？

免疫功能正常的个体感染弓形虫后一般没有明显的症状，通常为隐性感染。但是孕妇感染弓形虫后，虫体可以穿过胎盘屏障感染胎儿，造成胎儿脉络膜视网膜炎、脑积水、智力缺陷，甚至引起死胎和流产。对于免疫功能缺陷的人群，如艾滋病患者或器官移植患者，潜伏感染的弓形虫缓殖子会再次活化形成快速繁殖的速殖子，引起弓形虫脑炎，从而导致部分患者死亡，是导致艾滋病患者或免疫抑制患者死亡的主要原因之一。

8. 动物弓形虫病的传播途径有哪些？

动物弓形虫病的传播途径分为先天性传播和获得性传播。

（1）先天性传播：怀孕期感染，母体通过胎盘屏障传播给胎儿。

（2）获得性传播：①食入被弓形虫卵囊污染的饲草，或饮用被污染的水；②食肉动物捕食含弓形虫包囊的动物或者未煮熟的肉。

9. 弓形虫在外界环境中的存活力怎样？

弓形虫生活史的各个阶段均有感染性。不同发育期的弓形虫抵抗力有明显差异。滋养体对温度和一般消毒剂都较敏感，54℃下存活10分钟；在甲酚磺酸溶液或1%盐酸溶液中1分钟即死亡。包囊可长期生存于中间宿主组织内，抵抗力较强，4℃可存活68天，胃液内可耐受3小时，但不耐干燥及高温，56℃ 10~15分钟即死亡。卵囊排放量大，且对环境和酸、碱等常用消毒剂的抵抗力都很强，但对热的抵抗力弱，80℃ 1分钟即死亡。

10.哪些人群易感染弓形虫病？

人类对弓形虫普遍易感，通常无明显的年龄、性别和种族等方面的易感差异，一般孕妇、幼儿、老人的感染率较高。有随接触机会增多而感染率上升的危险，接触动物较多的人群如动物饲养员、屠宰场工作人员以及医务人员感染率较高。此外，严重疾病患者或免疫功能下降者，如恶性肿瘤、淋巴肉芽肿、长期服用免疫抑制剂以及免疫缺陷如艾滋病等患者多易发生弓形虫病。

11.人弓形虫病的感染源是什么？

人弓形虫病最重要的感染源是动物，人作为感染源主要是经垂直传播途径、器官移植或输血等途径传染给他人。

弓形虫在动物中分布相当广泛，几乎所有温血动物都对弓形虫易感。尤其是猫和猫科动物感染率相当高，在传播本病上具有重要意义。猫及猫科动物是弓形虫的终末宿主，产生的未孢子化卵囊随粪便排到外界环境发育为孢子化卵囊（具有感染性），人因食入被孢子化卵囊污染的食物或饮水而感染。其他动物如猪、牛、绵羊、山羊、狗、马、兔以及猫科动物等作为弓形虫的中间宿主，弓形虫在家畜体内形成包囊或者速殖子假包囊，人类食入含有弓形虫包囊的生肉也可以感染。鸟禽如鸡、鸭、鹅、麻雀等也是弓形虫的中间宿主。啮齿动物如鼠、兔；野生动物如野猪、野兔、野牛等；昆虫类如蚊、蝇、蟑螂等；一些冷血动物如龟、蜥蜴和石龙也可感染弓形虫，进而传染人类。因此，动物尤其是猫科动物是人弓形虫感染的重要传染源。

12. 人弓形虫病的传播途径有哪些？

传播方式主要分为先天性和获得性两种。

（1）先天性感染：孕妇通过胎盘传播使胎儿感染。当孕妇在妊娠期内感染弓形虫时，虫血症期通过胎盘也可污染羊水，进入胎儿的胃肠道而引起宫内感染。

（2）获得性感染：弓形虫的主要传播途径,主要是猫排出的粪便中含有的弓形虫卵囊污染了手或食物，再以饮食（生或未熟的肉、乳、蛋等）、水源污染和密切接触动物（猫、猪、犬、兔等）的形式经口或经接触感染弓形虫。自然界中的一些昆虫或吸血节肢动物也可以作为卵囊的机械携带者。输血或器官移植、经损伤的皮肤黏膜或唾液飞沫传播也有报道。

13. 不同国家的人感染弓形虫的情况如何？

弓形虫病呈世界性分布，危害严重。因地理间隔和饮食习惯等差异，弓形虫在人群中感染率存在差异。中国、美国及加拿大，人群弓形虫感染率一般为10% ～ 20%；澳洲，人群弓形虫感染率为20% ～ 40%；欧洲和南美洲一些地区的人群中，感染率高达60%以上。

14. 宠物猫弓形虫病对人的危害是什么？

弓形虫是一种机会致病性病原。宠物患弓形虫病时多引起中枢神经系统、呼吸系统、消化系统病变以及眼睛病变导致视觉障碍，通常为隐性感染，但也有出现临床症状死亡的病例。宠物弓形虫病可传染给人类，免疫系统正常的个体一般不出现病症，免疫系统受损的个体如艾滋病患者、器官移植患者常常出现严重的疾病，如脑弓形虫病、弓形虫眼病等，对于免疫抑制人群是主要的致死因素。孕妇感染可发生早产、死产、流产、畸形儿或垂直传播给胎儿等引发严重的病症。通过母体感染的婴儿，多见神经管畸形，婴儿出生后表现为小头畸形、脑积水、脑钙化。儿童和老人感染易患急性淋巴结炎、脑膜炎、肺炎、顽固性高热等疾病。此外，有研究表明，弓形虫感染与人类精神分裂症、抑郁症和男女不孕症相关。

15. 猪弓形虫病的流行特点是什么?

猪弓形虫病在世界范围广泛流行，在我国多个地区都有报道。猪弓形虫病是四季可发的疾病，其中夏季比较频发，并且死亡率比较高。该病在猪场中一旦流行就会在不同性别、年龄阶段的生猪中传播感染，幼龄猪、育肥猪极为易感，一旦暴发可造成大规模的死亡。弓形虫可入侵猪的眼、脑、心、肠道、胎盘等部位，其传播源也比较多样，包括病禽畜的肉、分泌物、渗出液等。

16. 规模化猪场暴发弓形虫病感染途径有哪些?

（1）猪弓形虫病暴发与规模化养猪场内养猫或者场外猫出入养殖场有关。猫在养猪场内捕捉老鼠，排出的卵囊污染饲料和水槽，通过饮水和采食感染，是规模化猪场弓形虫病暴发最常见的原因。

（2）患病猪流产胎儿、分泌物等可感染健康猪；吸血昆虫（如蚊子)或吸血节肢动物的传播，携带弓形虫滋养体和包囊再叮咬健康猪；昆虫和节肢动物也可作为弓形虫卵囊的机械携带者，污染食物而传播本病。

17. 猪弓形虫病的临床症状是什么？

猪弓形虫病是一种感染率极高的病症，疫情一旦暴发很快就会使整个猪场的猪全部感染。主要临床症状如下。

（1）急性期：发病初期，病猪体温明显升高，达到40~42℃，呈稽留热，最高可达42.9℃，体温稽留可达3~10天或更久；精神不振，经常嗜睡，食欲不振，鼻镜干燥；尿液呈橘黄色；通常排出暗红色或煤焦油色粪便，稀便多见于乳猪或断奶仔猪。严重时呼吸急促，往往呈犬坐姿势或者腹式呼吸，且吸气深而呼气浅短，有时伴有呕吐和咳嗽现象；眼内存在浆液性或者脓性分泌物，鼻孔流清鼻涕；发病经过几天，开始表现出神经症状，后驱麻痹。随着病程的进展，鼻端、耳翼、腹下部及四肢下部等皮肤有紫红色斑，有时耳尖会发生干性坏死。病猪最终往往由于呼吸困难和体温快速降低而发生死亡。妊娠母猪容易出现流产和产出死胎。

（2）亚急性期：病猪体温升高，食欲减少，精神委顿，呼吸困难等症状仍然存在。发病后10~14天发病猪体内形成抗体，此时弓形虫在组织器官内的发育受到抑制，病情逐渐恢复。虫体可在肌肉、脑和眼等抗体含量少的组织内长期存活并部分形成包囊。如脑包囊可使病

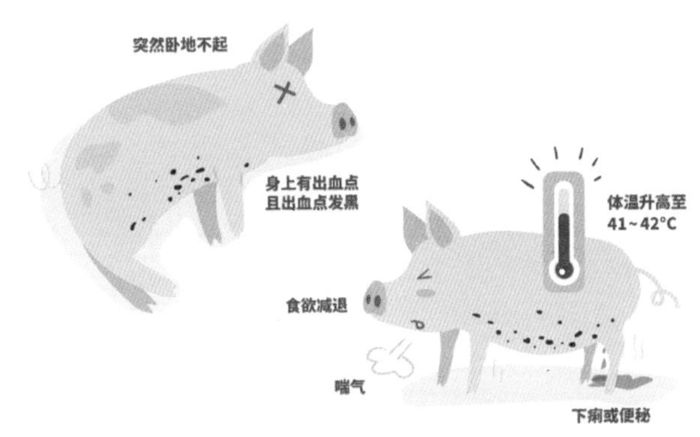

猪发生癫痫样痉挛、后躯麻痹、运动障碍和斜颈等神经症状，以及引起脉络膜视网膜炎，甚至导致失明。

（3）慢性期：病猪外表看不到症状，但是生长发育缓慢，有些病猪变成僵猪；有些病猪食欲不振，精神欠佳，间歇性下痢，有些病猪还会出现后躯麻痹。

18. 犬猫弓形虫病的流行特点是什么？

犬猫弓形虫病广泛流行于世界范围。在我国分布广泛，几乎全国各地区都有报道，但是地域差异性非常明显，猫的感染率在东部沿海地区较低（约11%），内陆地区较高（约25%）；犬感染弓形虫只有零星的报道，感染率大约为10%；随着年龄增长，感染率也在增高。弓形虫病在流浪猫中的感染率很高。近年来因为家养猫注意饲养卫生和不喂食生肉，感染率逐年下降。

19.犬猫弓形虫病的典型临床症状是什么？

犬猫弓形虫病多数是隐性感染或无症状感染，急性阶段可见如下临床症状。

（1）犬：类似于犬瘟热，如体温升高，精神沉郁，咳嗽和呼吸音增强；严重患犬出现呕吐，出血性腹泻，眼鼻有脓性分泌物，少数呈运动失调或后肢麻痹现象，怀孕母犬所产仔犬常见排稀便，呼吸困难和运动失调，但多见流产或分娩死亡，患犬大腿内侧、腹部等处可见瘀斑。

（2）猫（中间宿主）：急性发病表现肺炎症状如发热、厌食、咳嗽和呼吸迫促，也有运动失调和流产现象。

（3）猫（终末宿主）：主要表现为轻度肠炎。

20.家畜感染弓形虫病的潜伏期有多长？

猪弓形虫病潜伏期为3~7天，羊弓形虫病潜伏期为7~11天，犬弓形虫病潜伏期为7~10天或数月。本病隐性感染动物较多，因此潜伏期不是判断感染本病的主要依据。

21.弓形虫病的实验室检测方法有哪些?

（1）病原学检查：将可疑病畜或死亡动物的组织或体液，做涂片、压片或切片，甲醇固定后，作瑞氏染色或吉姆萨染色镜检可找到弓形虫滋养体或包囊。还可采用动物接种的检测方法，即采集病猪的组织研磨后接种小鼠，待小鼠发病后抽取小鼠腹水做涂片镜检。

（2）核酸检测：设计特异性引物进行PCR检测。

（3）血清学诊断：间接免疫荧光试验、间接血凝试验、酶联免疫吸附试验（ELISA）和补体结合试验检测特异性IgM、IgG、IgA抗体或血清循环抗原。

22.弓形虫病对家畜有哪些危害?

家畜感染弓形虫后会危害神经系统，使家畜出现精神迟缓、意识障碍等病症，严重时导致家畜视网膜、脉络膜等发炎，甚至造成失明。弓形虫还会危害家畜的呼吸系统，出现呼吸困难和呼吸衰竭等症状。如果家畜在怀孕期间感染本病，则会出现流产或死胎等现象，即使能顺利生产，出生的幼崽很快死亡或者出现其他不良症状，引起先天性弓形虫病。家畜弓形虫病严重影响生猪、羊等的养殖效益，造成巨大经济损失。

23.猪弓形虫病的诊断要点?

（1）临床检查：根据稽留高热，应用青霉素、链霉素等抗生素治疗无效，剖检以肺气肿、肺水肿及淋巴结髓样肿胀为主要病变，可在肝脏表面发现坏死斑点，通常呈现针尖状或绿豆状，颜色为米黄色。此外，脾脏位置还有出血现象。

（2）触片检查：将病死猪的心、肺、肝、淋巴结等组织各取下一部分制作涂片，自然干燥后甲醇固定，进行吉姆萨染色，镜检。也可取病猪的体液、脑脊液等制作涂片，染色后进行观察。还可将病猪的淋巴结取下，磨碎后用生理盐水过滤，离心、取沉渣涂片，染色后观察，可在显微镜下观察到弓形或半月形的滋养体。

（3）动物接种：采集病猪的淋巴结、肺、肝、脑等组织充分研磨，加入10倍体积的生理盐水制成悬液，加入双抗，混匀后取悬液腹腔感染小鼠，接种后7～15天取小鼠腹腔液涂片、镜检。可在显微镜下观察到弓形或半月形的滋养体。

（4）血液或组织样品：弓形虫核酸检测或循环抗原检测阳性。

24.猪弓形虫病和猪瘟如何鉴别诊断?

猪弓形虫病与猪瘟在流行形势及临床症状方面颇为

相似。猪瘟全身性皮肤发绀，但无咳嗽、呼吸困难症状；剖检可见肾脏、膀胱点状出血，脾脏有出血性梗死，慢性病例可见回盲瓣除纽扣状溃疡，肝脏无灰白色坏死灶，肺脏不见间质增宽，无胶冻样物质。猪弓形虫病出现呼吸困难症状，有时出现咳嗽；剖检可见严重的肺水肿及表面灰白色坏死点（肝、淋巴结也有）。另外，磺胺类药物治疗有效且进行过猪瘟疫苗免疫，则可以基本排除猪瘟的可能性。如果有条件，可以进行病原学诊断和血清学诊断加以鉴别。

25.其他家畜和野生动物弓形虫病如何确诊？

（1）病原学诊断：将感染胎盘或胎儿的组织接种小鼠、鸡胚或进行体外细胞培养，寻找虫体；或用感染组织的切片以荧光抗体染色检出虫体。

（2）免疫学诊断：ELISA检测、间接血凝试验（IHA）检测、补体结合试验或染色试验，可作为群体诊断。

（3）分子生物学诊断：应用PCR技术扩增弓形虫特异性靶基因序列，巢式PCR、实时荧光定量PCR等技术均可检测本病。

26.动物弓形虫病的治疗措施？

药物治疗是目前动物弓形虫病的主要治疗方式。对于有重要价值的猪，如遗传资源保种的猪或宠物猪的弓形虫病，可选用如下方法:第一种是磺胺间甲氧嘧啶80 mg/kg和黄芪多糖5 mg/kg用量添加到病猪饲料，搅拌均匀后投喂给病猪，每天投喂1次，连续投喂4日就可以看到治疗效果。第二种是磺胺林+甲氧苄啶，畜禽按磺胺林30 mg/kg、甲氧苄啶10 mg/kg用药，口服，每日1次，连服3日以上。第三种是磺胺嘧啶+乙胺嘧啶，动物每次按磺胺嘧啶70 mg/kg、乙胺嘧啶每次6 mg/kg用药，口服，1日2次，连用3日以上。其他动物弓形虫病也主要以磺胺类药物治疗为主，乙胺嘧啶和磺胺嘧啶联合用药是目前应用最多的治疗方案。食用动物的弓形虫病不建议治疗，应做无害化处理。

27.人感染弓形虫后一定会有临床症状吗?

不一定。人感染弓形虫后多为隐性感染，呈无症状带虫状态，可以以包囊的形式长期甚至终身潜伏于脑部组织、肌肉、视网膜及其他脏器；当机体免疫功能下降时，隐性感染活动化才会表现出临床症状；急性感染的重症病例2～4周可致死，慢性病例可维持数月而长期带虫。

第二部分

弓形虫病的预防措施

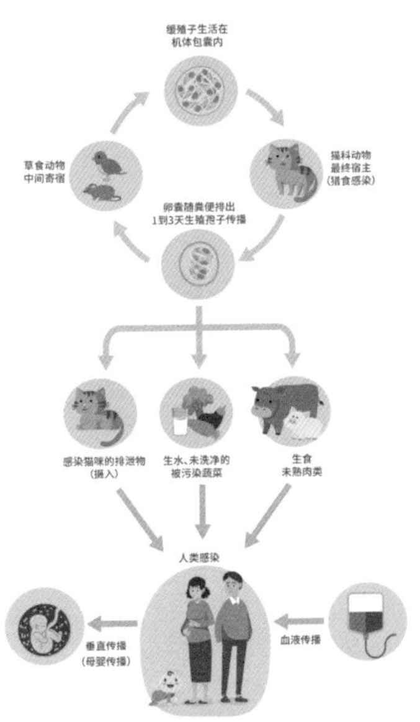

28.从事猪牛羊屠宰加工及相关工作的人员如何预防弓形虫病?

屠宰加工企业应当建立严格的危害分析与关键控制点体系(Hazard Analysis Critical Control Point, HACCP),通过健康教育结合制度管理,制约职业暴露的风险因子,监督并教育员工养成良好的卫生习惯,如:操作加工车间做好防鼠灭蝇工作,生产加工线每天需进行清洗消毒。相关工作人员应提高防护意识,按照操作规范进行操作,存在开放性伤口或妊娠期的人员应避免进行操作或暂时调离一线岗位。兽医主管部门应加强对企业的监管及从业人员的教育,及时普及弓形虫病及其危害,明白弓形虫的生活史及传播途径,才能有效规避职业暴露的风险因子。定期对相关工作人员进行检测,如果检测为病原阳性或出现弓形虫病症状,应及时进行治疗。

29.感染弓形虫的病畜如何处理?

当确定动物感染弓形虫后,应对其进行隔离治疗,对患病严重、出现发热症状的病畜,可以用磺胺类药物(如磺胺间甲氧嘧啶、磺胺嘧啶钠、磺胺对甲氧嘧啶钠等)进行静脉注射或肌内注射,同时采取对症治疗,并使用抗生素避免出现继发感染。对发病较轻食欲尚在的其他动物，可在饲料中拌入磺胺类药物，一般预后良好。食用动物的弓形虫病不建议治疗，应做无害化处理。

30.发现疑似弓形虫病病畜后养殖户应该怎么办

养殖户发现疑似弓形虫病畜后，应立即隔离疑似动物并进行血清学检测，发现阳性个体后应立即上报当地兽医主管部门，配合兽医主管部门处理疫情。可视动物病情严重程度及经济价值进行药物治疗或淘汰处理，治疗可选择应用磺胺嘧啶和乙胺嘧啶，使用复方磺胺嘧啶钠注射液，应用剂量为20～30mg/kg，肌内注射，一日1～2次，连用2～3日，但长期或大剂量使用易引起结晶尿，应同时使用碳酸氢钠，并给病畜大量饮水；4-磺胺-6-甲氧嘧啶钠，内服一次量每千克体重家畜首次量50～100mg，维持量25～50mg，一日1～2次，连用3～5日。磺胺间甲氧嘧啶钠，内服一次量家畜50～100mg/kg，维持量减半。

31.发现疑似弓形虫疫情后兽医部门应该怎么做

当地兽医主管部门接到疫情报告后，应及时到达疫点，调查发病情况、临床症状，对其进行剖检，观察病理变化；采集病料送实验室检查，确诊为弓形虫病后，立即向当地有关部门上报并进行疫情处理。采取主要措施如下：

（1）对病死动物进行深埋处理，病畜进行隔离治疗，要严格处理好流产胎儿和病猪的排泄物，及时清除圈舍内的粪便，对养殖场进行彻底打扫消毒，包括场地、用具等，确保圈舍清洁卫生。

（2）对病畜选用磺胺类药物进行治疗。

（3）对未发病动物用磺胺间甲氧嘧啶原粉拌料，以后定期给予预防。

（4）开展流行病学调查，追溯病源，并加强防治。

32.感染弓形虫病的养殖场应该采取的措施有

感染弓形虫病的养殖场应立即上报兽医主管部门。有条件可对全群动物进行血清学检查，确定感染动物，对有治疗价值预后良好的动物进行隔离观察治疗，对治疗耗费超过经济价值或隔离管理有困难的动物可进行淘汰处理。死亡的动物、排泄物、流产的胎儿等需要进行无害化处理，严禁流入市场或饲喂其他动物。对畜舍需要进行严格的清洗消毒，进一步完善和加强养殖场内灭鼠灭蝇工作。对于养殖场内健康动物，可使用磺胺类药物进行混饲投药，起到一定的预防作用。同时，加强养殖工作人员的安全教育，配发相应防护物资，避免人员发生感染。

33.哪些消毒剂能有效杀灭环境中的弓形虫卵囊？

猫排出的未成熟的卵囊在通风、温暖、潮湿的环境下发育为感染性的孢子化卵囊，其囊壁致密性的结构对低温、干燥等环境的抵抗力较强，但是卵囊壁由富含半胱氨酸和酪氨酸的蛋白质组成，通过高温加热、蒸煮或物理方法等使蛋白质变性可以有效破坏卵囊。如：使用1%的来苏水或3%的烧碱溶液可有效杀灭环境中的弓形虫卵囊，也可以使用火焰等进行杀灭。被弓形虫卵囊污染的饲料、饮水等，可进行高温处理（加热至70℃以上），以有效杀灭卵囊。

34.哪些方式能有效杀灭弓形虫速殖子？

弓形虫速殖子可存在于宿主的乳汁、唾液、尿液等分泌物中，其中乳源的污染一直被认为是弓形虫速殖子感染的主要途径。弓形虫速殖子对各种理化因素的抵抗力差，通常胃酸及胃蛋白酶可有效杀灭，除大量摄入，经口感染的概率不高。对于乳制品而言，巴氏灭菌或煮沸可有效杀灭弓形虫速殖子。此外，弓形虫速殖子对干燥敏感，日光直射、紫外线照射等均能很快杀灭速殖子。

35.如何预防弓形虫导致的母畜流产、死胎等

首先需要优选优配，在繁殖前可对种畜进行弓形虫的血清学筛查，选取健康的种畜进行繁育，避免垂直传播。其次需要提供良好的养殖环境和科学合理的饲喂条件，畜舍需要进行消毒处理，做好灭鼠灭蝇工作，养殖场内禁止饲养犬猫，尽量避免妊娠母畜接触外界动物。再次，可在怀孕前进行药物预防，如磺胺药类。最后，当发现怀孕母畜出现流产先兆，流产未发生时，要将母畜安置在安静的厩舍内，并减少不良刺激，同时给予保胎和镇静药，如孕酮、阿托品、维生素E等。

36. 患弓形虫病的牲畜流产后如何消毒?

患弓形虫病的动物流产下的死胎及胎盘、污水、垫料等需要进行无害化处理，不得直接抛弃或饲喂其他动物。常用碘伏及苯扎溴铵进行阴道灌洗消毒。受污染的分娩圈舍可喷洒3%的烧碱溶液或使用火焰消毒。

37.弓形虫病疫区内被病畜污染的水和饲料能传播弓形虫病吗?

有风险。但家畜为弓形虫的中间宿主，在其体内进行无性繁殖，形成弓形虫速殖子和包囊，只有速殖

子随口眼鼻分泌物等排出体外，污染水源和饲料。速殖子在环境中抵抗力低，数天后水源和饲料无需处理可直接利用。

38.我国目前采用哪些疫苗预防动物弓形虫病？

我国目前尚无获批准的弓形虫病商品化疫苗。新西兰、英国等曾批准使用的Toxovax疫苗仅能预防弓形虫引起的绵羊流产，但由于弱毒株存在返强风险，已被停止使用。

39.养殖场预防动物感染弓形虫病综合措施有哪些？

养殖场预防动物感染弓形虫病综合措施主要如下：

（1）坚持自繁自养，减少或杜绝疫病传入的可能性。

（2）加强饲养管理，养殖密度不宜过大，注意环境消毒，每日彻底清理圈舍中的粪便和其他垃圾。在保证适宜温度和湿度的条件下，注意通风换气。

（3）养殖场内严禁养猫，并防止家猫或野猫进入圈舍，严防饲料和饮水接触猫粪。同时做好圈舍的灭鼠、灭蚊蝇工作。

（4）定期进行弓形虫病的血清学检查，及时淘汰或治疗病原阳性病畜。加强对饲养动物体温、食欲及粪便的观察，一旦发现异常，应立即隔离治疗。

（5）引进新动物前需进行隔离检疫，健康动物方可混群饲养。

40. 在人畜混居环境下人是否容易感染弓形虫病

人主要通过食用含包囊的未煮熟的肉类、被卵囊污染的食物等感染，也可通过伤口接触感染或者输血传播。家畜如猪、马、牛、羊等弓形虫中间宿主，只有速殖子随口眼鼻分泌物等排出体表，速殖子在环境中抵抗力低，尽管人畜居住在一起，只要不与病畜亲密接触，或者与它们接触后用清水反复洗手，防范弓形虫感染无需特别防护措施。随着生活水平的提高，宠物的饲养数量呈增加趋势，宠物与所在家庭成员关系密切，感染机会激增，因此科学养宠，杜绝弓形虫的感染非常重要。

41. 发生过弓形虫病的养殖场什么时候可以再

发生过弓形虫病的养殖场在治疗或淘汰所有患病动物，同时对养殖场范围内进行严格有效的消毒后，用抗原抗体检测结果均为阴性的牲畜作为哨畜，2个月内未发病或抗体仍为阴性，经兽医主管部门同意，方可再次进行养殖。

42.养宠物的家庭如何预防弓形虫病?

尽量给宠物喂食商品化宠物粮，自制的新鲜食物需烧煮熟透后再进行饲喂。清理宠物猫粪便、垫料时应戴手套等，做好个人防护工作，清理完成后及时清洗双手。牵遛宠物犬外出时应系好安全绳，避免宠物在外进食。存在开放性伤口的人员应尽量避免与宠物密切接触。

第三部分

弓形虫病的检疫与监督

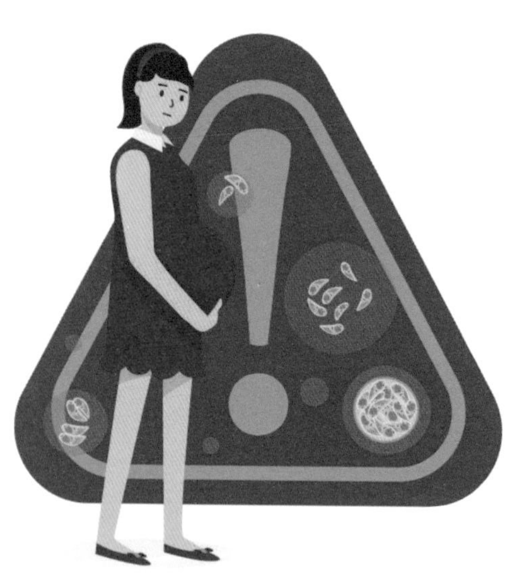

43.进口活体动物时需不需要对弓形虫进行检疫?

我国农业农村部公布的“一、二、三类动物疫病种名录”中规定弓形虫病为二类动物疫病。农业农村部联合原国家质量监督检验检疫总局颁布的《中华人民共和国进境动物检疫疫病名录》也将弓形虫病收录为二类传染病、寄生虫病。因此，无论是从保障国内食品安全或公共卫生的角度，还是作为贸易技术壁垒，在进口活体动物时都应该对弓形虫进行检疫。

44.出入境检疫动物弓形虫病检测标准是什么?

参照《弓形虫病检疫技术规范》（SN/T 1396—2015），仅凭临床症状无法确诊弓形虫病，需在实验室对采集的血液、脑、胎盘、心、肝、脾、肺、肾等病料组织、腹腔液或血液进行检测，通过检出病原体或特异性抗体才能确诊。

45.出入境检疫弓形虫病检测方法有哪些?

《弓形虫病检疫技术规范》（SN/T 1396—2015）规定了弓形虫病的临床诊断、弓形虫的分离与鉴定、间接荧光抗体试验、间接血球凝集试验、酶联免疫吸附试验、聚合酶链反应（PCR）、巢式PCR和实时荧光PCR

的技术要求。该标准适用于各类动物弓形虫病的诊断、进出口检疫及流行病学调查等。

46.是否需要对肉类制品进行弓形虫检测?

弓形虫的中间宿主种类多样，除猫科动物外的其他动物感染弓形虫病后，将在组织内形成具备感染性的包囊且存活较长的时间，食用未完全加热处理的肉制品就可能导致感染。因此，对各类肉制品进行弓形虫检测有助于预防与控制弓形虫病的传播。

47.进口活体动物检出弓形虫后应当如何处理?

按照国际惯例，活体动物检疫出贸易条款中所规定的疫病时，进口国可根据条款要求对患病动物进行扑杀、销毁、作退回处理或作治疗处理。发生多批次检出阳性时，甚至可将进口来源国列入疫病风险预警名单。

48.为控制弓形虫病的传播，省际的活体动物运输应如何进行?

应当限制活体动物从高风险地区向低风险地区流动。活体动物的运输需要凭产地检疫证明进行省际的运输，动物卫生监督机构严格按照《中华人民共和国动物防疫法》

和《动物检疫管理办法》等相关规定对动物实施检疫。

49.感染弓形虫的牲畜（宠物）是否一律不准贩卖或外运？

不是。弓形虫感染后可以使用磺胺嘧啶、乙胺嘧啶、螺旋霉素等药物进行治疗，抑制弓形虫滋养体，但是对包囊无效。虽然药物无法彻底治愈弓形虫病，但是除猫以外的动物无法通过排出卵囊造成感染，传播的可能性有限，因此可以贩卖或运输这些动物。

50.屠宰时如何对弓形虫进行检疫？

除急性感染期以外，弓形虫病无明显特征性症状，在宰前检疫不易检出。屠宰后可以采集动物的淋巴结和肺组织，进行组织触片后镜检观察或PCR检查，其中肠、肝、胃、肺淋巴结的检出率较高。因此可以采集肝门淋巴结为主，并辅之以肠、胃、肺的淋巴结作为参考。

51.检验出弓形虫的动物胴体应当如何处理？

检验出弓形虫的动物不得流入加工食用市场，内脏及胴体有严重病变的，必须进行工业或无害化处理；病变程度较轻的，胴体部分可经高温无害化处理出厂，但是内脏必须进行销毁或无害化处理。具体可参照《病害动物和病害动物产品生物安全处理规程》（GB 16548—2006）进行。

52.宠物或观赏动物感染弓形虫后应当如何处理？

有特殊价值的宠物或观赏动物感染弓形虫后，可以使用磺胺间甲氧嘧啶、乙胺嘧啶等药物进行治疗。对磺胺类药物不适用的动物，可以使用螺旋霉素进行治疗。若动物发生死亡，要对尸体及废弃物进行无害化处理。

53.种用动物感染弓形虫后应当如何处理？

弓形虫速殖子体外可显著降低精子存活率和抑制精子运动功能，感染弓形虫对雄性动物生殖系统和生育功能均有一定程度的损害，而且妊娠期动物感染弓形虫还可能通过胎盘引起胎儿先天性感染。因此，种用动物感染后应考虑进行淘汰处理。

54.动物养殖户（场）如何配合相关部门做好弓形虫病的防治工作？

（1）养殖户（场）要履行防疫主体责任。养殖者是动物防疫的第一责任人，家畜弓形虫病会给养殖者带来较大经济损失，养殖者要提高动物疫病防控意识，按照要求做好动物防疫工作。

（2）养殖户（场）要配合兽医主管部门做好弓形虫病的监测、流行病学调查、净化等防控工作。

（3）养殖户（场）需对患弓形虫病的动物进行治疗和对死亡动物、流产胎儿和病畜的排泄物进行无害化处理。

（4)养殖户（场）应按规定建立疫情报告、消毒等制度，建立真实、完整的养殖档案。

55.实验/检测相关人员应当如何做好弓形虫病防护工作?

弓形虫可经由开放性伤口造成感染，因此实验/检测人员需在相应生物安全级别的实验室对样品进行操作，同时正确佩戴口罩、手套、实验服等防护用品。产生的实验废弃物应当投放至专门的实验废弃物处理桶。完成实验/检测后，认真做好个人卫生清洁工作。

56.养殖场引进猪牛羊应注意什么?

引进猪牛羊应尽量做到“同进同出”，避免混群饲养。引进前需对其进行血清学检查，可同时筛查弓形虫在内的多种疾病。引进后应转移至专用的隔离圈舍进行隔离观察，隔离期内无异常方可进入场内饲养。

第四部分

人员防护

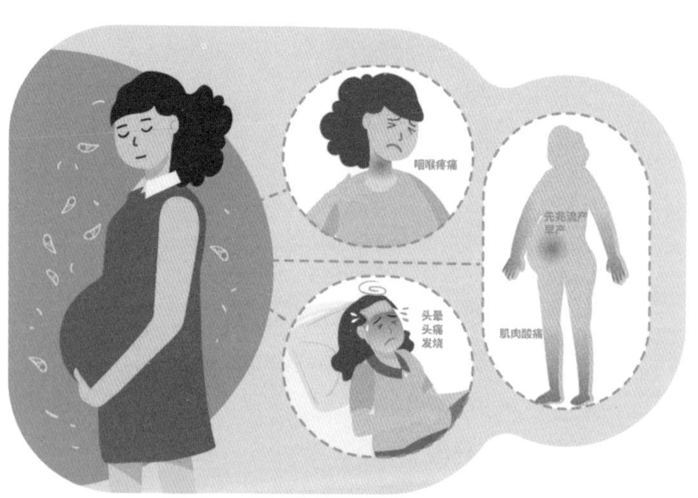

57.弓形虫病会由母亲传染给胎儿吗？

孕期感染弓形虫会经过胎盘垂直传染给胎儿引发先天性弓形虫病，但并不是所有被感染的准妈妈，都会把弓形虫传染给胎儿，其发生率及严重性取决于孕妇感染弓形虫的时间。在孕早期感染，虽然胎儿感染的概率低，但一旦感染，胎儿受损严重，多以流产而告终；而孕中、晚期感染，虽然胎儿感染发病率高，但严重症状会随孕周增加而减少。感染弓形虫的胎儿在临床症状上分为隐性型及显性型，隐性型为新生儿出生后第1个月表现健康，第2～7个月出现脉络膜视网膜炎，数年后显现神经系统症状；显性型为典型的弓形虫病，主要为三大临床症状：脑积水、颅内钙化和脉络膜视网膜炎。

58.孕期养宠物时如何预防得当？

家有宠物，孕妇与宠物要和平共处应遵循以下原则：

（1）孕妇尽量避免与宠物接触过密，如触摸宠物后，一定要洗手，以免病从口入，造成感染。

（2）孕妇尽量避免清理宠物排泄物，最好让家人代为处理；如必须清理时，最好戴口罩和手套，并在清理完后立即洗手。

（3）不要让宠物接触人们要吃的食物。

（4）要时常为宠物做体检，并定期带宠物去驱虫。

（5）经常为宠物洗澡，保持清洁。

（6）尽量避免宠物接触流浪猫或饲养流浪猫。

（7）尽量避免宠物进入卧室，或与宠物睡在一起，家中必须经常打扫清洁。

（8）有条件的家庭最好装备空气滤净机，经常开窗通风，保持空气清洁。

59. 女性得了弓形虫病一定会发生流产吗？

不一定。胎儿受感染率、症状发生率与母体初次感染时的孕期有关。通常在妊娠早期（3个月内）感染弓形虫发生流产，但要注意在备孕或怀孕过程中首次感染弓形虫，对胎儿存在较大风险。

60.弓形虫IgG抗体检测为阳性，就是得了弓形虫病

不一定。人感染弓形虫后能够诱导人体产生特异性抗体，人体在感染的不同时期，机体内的抗体类型和浓度发生变化。感染早期IgM、IgA抗体增高，IgM是体液免疫反应中最早出现的抗体，可在感染后7天左右被检测到，临床上若发现IgM抗体阳性提示近期急性感染弓形虫。在感染1个月后IgA抗体消失，被高浓度的IgG所替代，感染后2～3个月才可达峰值，维持时间也较长，消失也较晚。因此，当弓形虫IgG抗体检测为阳性

时，说明人体已经进入隐性感染状态或者提示曾有弓形虫感染史并已产生免疫力。临床上IgG抗体的检测为慢性感染的主要标志。IgM在感染4个月后逐渐消失。另外，由于弓形虫与其他寄生虫存在共同抗原而导致交叉阳性。因此，当弓形虫IgG抗体检测为阳性时，也有可能是弓形虫与其他寄生虫的混合感染。

61.人感染弓形虫后能彻底治愈吗?

人感染弓形虫早期可以治愈。但一般发现较晚，不容易彻底治愈。目前针对弓形虫病的治疗疗效最好的是磺胺嘧啶-乙胺嘧啶联合用药，但仅仅是在弓形虫急性阶段发挥作用，且会复发。目前仍无针对弓形虫包囊的有效药，在人体内形成包囊的弓形虫与人体长期共存，无法治愈。

62.有可以给人使用的弓形虫病疫苗吗?

目前还没有应用在人身上的弓形虫病疫苗，当前弓形虫病疫苗的研制尚处于亚单位疫苗的研究阶段，动物和人体实验结果显示效果不理想。近年来，复合多价疫苗和核酸疫苗的出现为弓形虫病疫苗的研究带来了希望，但是无论是基因工程疫苗、核酸疫苗和多价疫苗目前都存在尚未攻克的难题。

63.屠宰患弓形虫病牲畜和加工病畜肉及内脏的工人易患弓形虫病吗?

是的。病畜的肉、内脏及其他器官中携带大量的弓形虫包囊，在4℃鲜肉中可存活68天，在胃液中可耐受3小时，具有很强的抵抗力。而屠宰工人与病畜及其产品接触比较密切，增加了感染的概率。若在屠宰、加工的过程中不注意防护，很容易被感染。因此，屠宰工人属于高危感染人群。

64.弓形虫病会不会发生人与人之间的互相

弓形虫病人与人之间（除孕妇和胎儿之间）相互传播迄今为止尚未见报道。

65.生食或饮用未经巴氏消毒弓形虫病家畜的会患弓形虫病吗?

弓形虫的速殖子可存在宿主的唾液、痰液、尿液、泪液、精液和乳汁中，尤其是乳汁中最常见（如：绵羊、山羊、牛和骆驼的奶液中），所以奶源的污染一直被认为是弓形虫感染（以速殖子形式）最主要的形式。因此，食用或饮用未经巴氏消毒弓形虫病家畜的乳汁及乳制品可能会患弓形虫病。

66.弓形虫感染是孕妇必检项目吗?

过去是必检项目，现在改为自愿。先天感染可影响妊娠结局和致胎儿畸形，且病死率高，其危险性较未感染孕妇高数倍以上，影响优生，成为人类先天性感染中最严重的疾病之一。由于孕妇感染弓形虫可通过胎盘垂直传播给胎儿，引起胎儿失明、癫痫、智力低下。孕早期感染，胎儿抵抗力差，基本上都是致命性的，多表现为流产或胚胎停止发育。孕中期感染，25%左右的新生儿会受到感染，多表现为妊娠晚期流产或胎死宫内，成活胎儿多伴有先天性出生缺陷。孕晚期感染，胎儿感染的风险高达60%，表现为胎死宫内、早产。侥幸存活的胎儿，绝大多数伴有严重的神经系统障碍和其他出生缺陷。孕妇感染时的孕龄越大越易传染给胎儿。因此，孕期弓形虫早期诊断对降低先天性弓形虫患儿的发生率具有重要意义。一般情况下，应在孕16周左右做弓形虫检查，多数孕妇在整个孕期中只做一次，但对有明显动物接触史的孕妇，建议在早、中、晚期分别做一次弓形虫检测。

67. 怀孕初期检测弓形虫抗体阳性该怎么办?

血清弓形体 IgG 阳性、IgM 阴性可妊娠；IgG 阴性、IgM 阴性可妊娠，但为易感人群，注意个人卫生，避免接触动物，不食用未煮熟的肉或奶制品；IgG 阳性、IgM 阳性或 IgG 阴性、IgM 阳性，都提示近期感染了弓形虫，可治愈后再妊娠或推迟妊娠时间，但应咨询医生。

68.怀疑感染弓形虫病，去哪里诊断?

弓形虫病诊断主要以血清学抗原和抗体检测为主要依据。若出现疑似弓形虫病的症状或者与患病动物有接触史，怀疑感染了弓形虫病应该尽快去当地三甲医院感染科或者寄生虫病专科检查。

69.人弓形虫病和流行性感冒的症状是否有相似之

获得性弓形虫病的临床表现复杂不典型，临床轻症表现的乏力、肌痛、关节痛、头痛、呕吐、腹泻及重症出现的肺炎、脑炎、心肌炎、脉络膜视网膜炎等，这些症状在流行性感冒患者身上同样会表现出来，具有一定的相似之处。

70.人感染弓形虫后的病程是怎样的?

人感染弓形虫后大部分呈隐性感染，一般分先天性和后天获得性两种。先天性弓形虫病主要是孕妇感染后通过胎盘屏障垂直传入胎儿，病程一般比较严重，死亡率较高；临床表现复杂并典型，多数刚出生的婴儿表现为无症状，其中部分在出生后数月或数年出现脉络膜视网膜炎、斜视、失明、癫痫、精神运动或智力迟钝等症状。另外，由于感染弓形虫的胎儿免疫功能尚未健全，抵抗力极低，可造成孕妇流产、早产、畸胎或死产，尤其在孕早期感染时，畸胎发生率较高。

后天获得性弓形虫病分为急性感染和慢性感染，病程较轻、死亡率较低，临床表现复杂但不典型；急性感染者常表现为眼病、脑炎、淋巴结炎或淋巴结病及心肌炎等；免疫功能正常的患者一般不出现临床症状或仅出现轻微症状，并在机体的免疫力抑制下发展为慢性感染，机体会长期或终身带虫；当机体免疫力下降时，尤其是一些免疫功能受损者（如：心脏移植者、艾滋病患者及肿瘤患者）慢性感染再次激活转为急性或亚急性感染，使原有病症恶化，临床症状以脑炎为主，严重者会导致死亡。

71.人感染弓形虫后如何治疗？

目前治疗方法一般针对急性感染期，但一定要在医生指导下进行。

临床上磺胺嘧啶与乙胺嘧啶联合用药是治疗弓形虫病的常用措施，而针对不同的弓形虫患者应该采用不同的治疗方案：

（1）免疫功能正常者，可采用磺胺嘧啶与乙胺嘧啶联合用药，虽然其对急性感染者体内速殖子的抑制作用较明显，但是这些药物容易引起机体产生过敏、骨髓抑制、损害肝脏功能等严重的不良反应，不能长期服用；也可使用螺旋霉素、阿奇霉素或克林霉素，一日3次口服，也可与磺胺药联合应用，至少2～4周为一疗程，但具体疗程应根据实际病情设定。

（2）免疫功能低下患者，上述各种用药方案的疗程时间较前延长一倍，次数最少不低于2个疗程，可同时加用γ-干扰素治疗。

（3）眼弓形虫病患者，可联合应用磺胺类药物与乙胺嘧啶或螺旋霉素，疗程至少1个月；也可使用克林霉素，每日4次，至少连服3周，若病变涉及视网膜斑和视神经乳头时，可加用短程肾上腺皮质激素治疗。

（4）孕妇急性感染弓形虫病时需要考虑孕妇感染和胎儿感染两种情况，治疗的主要的目的是防止胎儿先天性感染和减轻其对胎儿的损害。孕妇初次感染初期应立即给予螺旋霉素，一日分3～4次服用，并在整个孕期服用，螺旋霉素在血清和胎盘中具有增强胎盘屏障的作用。孕妇怀孕33周后则采用磺胺嘧啶和乙胺嘧啶联合治疗；若胎儿确诊弓形虫病后，则立即口服乙胺嘧啶和磺胺嘧啶，连服4周，再继以服用螺旋霉素2周交替治疗直至分娩。

72. 处理患弓形虫病的病畜时，应该如何进行个人防

在处理弓形虫病病畜时必须戴好口罩、手套、防护镜等，穿好防护服，并严格消毒。在采用物理限制设备保定动物时，对采样器械进行消毒；采集病料、剖检病死动物时应在前期消毒处理的特定区域中进行；对剖检、采样后的动物尸体、废弃物等采取高压、烧毁或深埋等无害化处理措施。工作结束后，收集注射用针头及采样用剪刀、镊子等尖锐物品，并进行高压消毒处理；工作人员要更换衣服，并清洗消毒。

73. 进行弓形虫病实验室检测时，如何进行个

（1）弓形虫病原分离培养和动物感染实验须在生物安全三级实验室（BSL-3）中操作；未经培养的感染性材料实验和灭活性实验（如血清学诊断、核酸提取等）要在生物安全二级实验室（BSL-2）的生物安全柜中操作。

（2）进入工作区域首先要做好个人防护，手部清洁消毒，穿戴好工作服、乳胶手套、口罩、帽子、鞋套等。另外，必须佩戴防护眼镜。

（3）实验过程中尽量使用自动化仪器设备，尽量减少人员操作，使用防穿刺容器放置锐器，保持手和污染物品远离面部。

（4）操作时严格按照实验室安全规程操作，操作台

面采用吸收性材料制作，并注意收集和吸收迸溅物和液滴等；用消毒剂或防腐剂杀灭废物收集容器中的速殖子。实验室应该划出专门的废弃物处理区和配备专门处理设备，实验废弃物经高压消毒后再进行无害化处理。

74.女性得了弓形虫病会影响生育功能吗？

弓形虫病对女性生育功能影响较大，可能导致不孕不育。当弓形虫进入宿主体内后，可对器官和多系统造成损伤，侵入生殖系统可引起性器官组织的损伤、内分泌失调和性周期紊乱、性行为和生育力低下，导致育龄人群不孕不育等毒性作用。

75.经消化道感染弓形虫病主要指什么？

（1）通过携带弓形虫的肉、乳、蛋传播：如果这些食品不煮熟，其中弓形虫滋养体或包囊未被有效彻底杀灭，人和动物食用后就有可能发生弓形虫感染。

（2）通过接触猫粪传播：感染弓形虫的猫粪便中有大量弓形虫卵囊，其对外界的抵抗力很强，一般可存活数个月。如果它们污染了水源、食物和环境，当人和其他动物与弓形虫卵囊污染的环境接触，或食入污染的水和食物，可引起弓形虫感染。

76.如何防止因饮食而感染弓形虫?

经口感染是人感染弓形虫的主要途径，主要包括食入含有弓形虫包囊的未煮熟肉类或被污染的水，被卵囊污染的饮水和食物也是主要途径。因此，保证肉类加工成熟以及饮用纯净水或开水，即可大大降低感染弓形虫的风险。处理食物的器物要全部生熟分开；蔬菜和水果在食用前，要彻底清洗或者去皮。

77.弓形虫会经过呼吸道感染人吗?

视情况而定。患病动物向外界排弓形虫速殖子概率很低，速殖子在自然环境中抵抗力非常弱，通过空气吸入呼吸道感染情况基本不存在。但当环境中存在猫粪便排出的大量卵囊，卵囊通过空气吸入呼吸道经鼻腔进入口腔、消化道，从而进入体内，则有可能引起弓形虫感染。

78.家里有孕妇能养宠物吗?

建议慎养宠物。孕妇感染弓形虫的危害极大，养宠物会大大增加孕妇感染弓形虫的概率。但是绝非一定不能饲养，也不能一患病就归咎于家中宠物，只要科学养宠，可避免弓形虫感染。

具体理由如下：

（1）由于猫是弓形虫的终末宿主，所以感染了弓形虫的猫排出的粪便是可以把弓形虫传染给人的。但虫卵被排出后，至少24小时后才有感染性。所以如果每天及时清理粪便，就会减少被感染的机会。美国爱猫协会调查也显示，猫粪传染弓形虫的程度低于人吃未熟肉类。尤其是住在室内、从未与老鼠接触过的和不喂生肉的家猫，可能永远不会成为传染源。家猫的弓形虫病可以通过磺胺药来防治，杜绝猫向外界散布虫卵。理性和科学地养猫，可以完全避免家猫传染人弓形虫病的问题。

（2）猫科动物以外的宠物如犬，为弓形虫的中间宿主。防范弓形虫感染时，除孕妇不要与它们亲密接触外，其他无需特别防护措施。

79.儿童与猫狗玩耍是否容易感染弓形虫?

儿童与猫狗玩耍会增加感染弓形虫的概率，但家养宠物猫狗只要注意喂熟食和成品粮、定期驱虫，预防得当，做好宠物猫狗卫生工作，可避免感染。而流浪猫在野外因捕食鼠类、鸟类等动物，食入感染性卵囊污染的食物及饮用感染性卵囊污染的水而感染弓形虫。感染弓形虫后可排大量虫卵，流浪猫体表可沾有大量感染性卵囊，传染力极强。流浪狗作为感染性卵囊机械传播者，同时作为弓形虫的中间宿主，其分泌物中的弓形虫可以通过逗玩等密切接触，经黏膜及损伤皮肤感染人体。因此，儿童在与流浪猫狗玩要过程中，要加强个人防护意识，与猫狗经常亲密接触会增加儿童感染弓形虫的风险。

80.儿童与宠物玩耍时，如何进行防护?

儿童属于弓形虫的易感群体，必须做好防护措施：

（1）戴口罩和手套：一方面，经口感染弓形虫是后天获得性弓形虫病的主要方式，而口罩作为一种过滤屏障，可以阻碍被弓形虫卵囊污染的飞沫、尘埃、毛发等物质经口进入体内；另一方面，儿童经常将宠物当作自己的玩具，宠物会经常舔儿童的手和脸，戴口罩和手套避免了与宠物直接接触的机会。因此，儿童在与宠物玩耍时戴口罩和手套可以起到很好的保护作用。

（2）勤洗手：儿童触摸宠物或与宠物亲密接触后，一定要洗手，防止感染弓形虫。

（3）勤消毒：儿童与宠物玩耍时，除了对儿童做好外部防护外，还需要对宠物进行驱虫消毒。

81.为什么郊区、城市人群的弓形虫感染率会存在差异

城市与郊区生活环境相对不同，城市日常消毒及对流浪猫狗等的管控力度相对较大，从传染源上大大减少

了弓形虫传播的概率，而郊区管理相对松散，造成了郊区与城市人群弓形虫感染率存在差异。

82.如何看待收养流浪猫、给猫绝育与人弓形的预防关系?

对于流浪猫，因为鼠是弓形虫的中间宿主，猫捕食老鼠易感染弓形虫，弓形虫卵囊随猫粪便到处散布虫卵，污染环境和水，危害较大。爱心人士如果要收养流浪宠物，可先送它去专业的宠物医院做全面的健康检查以及驱虫，也可送到小动物保护机构。可以给流浪猫做绝育，减少无意繁殖出来的猫的数量。因此收养流浪猫、给猫绝育对人弓形虫病预防有重要意义。

83.如何净化社区的弓形虫虫卵?

社区的弓形虫虫卵主要来自感染弓形虫的猫粪。它们在外界适宜环境中可发育为感染性卵囊，在温暖的气候条件下可存活一年，低温或者通风条件好的地方可存活更长时间。净化社区的弓形虫虫卵首要任务是通过收养流浪猫和流浪猫做绝育，减少小区流浪猫数量，减少传染源和潜在传染源。其次由于自然界存在弓形虫卵→鼠→猫的弓形虫繁殖循环，通过小区投放灭鼠药灭鼠，切断这一循环，减少猫感染弓形虫的概率，从而减少环境，尤其土壤中的卵囊数量。通过定期给流浪猫食物中添加预防量的抗弓形虫药，可减少猫向外界散布虫卵。夏天去除杂草尽量裸露土壤，通过阳光照射高温加热杀死弓形虫虫卵，也可尝试环境友好、家畜无毒无害的、高效杀虫卵囊剂喷洒小区土壤杀死卵囊。通过不懈努力，可以减少甚至净化社区的弓形虫虫卵。

84.如何看待灭鼠与人弓形虫病的预防关系？

鼠是弓形虫的一种中间宿主，当土壤中孢子化卵囊被鼠吞食后，卵囊和孢子囊壁即被消化，子孢子逸出，经血液或淋巴系统扩散至全身，并侵入各种组织如脑、心、肺 、肝、淋巴结和肌肉等的细胞内，导致鼠感染。猫是终末宿主，且猫具有捕食鼠的天性，当体内带有包囊的小鼠被猫捕获后，包囊被猫吞食，导致猫感染弓形虫。当猫感染后，弓形虫在猫体内完成有性生殖，产生的卵囊落入肠腔后即随粪便排出体外，污染食物、水源等环境，通过诸多途径引起人弓形虫病。灭鼠就是切断了弓形虫的一个传播途径，进一步防止猫感染弓形虫，从而降低人感染弓形虫的风险。

85. 孕妇是否要检查弓形虫感染？

TORCH检查称为优生四项检查，是指在妊娠前的备孕期以及妊娠早期建议检查的病毒项目，这些病毒都可能造成胚胎畸形，因此建议在备孕期进行相关的检查。主要项目包括弓形虫（TOX）、巨细胞病毒（CMV）、单纯疱疹病毒（HSV）和风疹病毒（RV），分为IgM、IgG两项检测。如果IgM阳性，就要考虑是否存在现症感染，要进一步观察HCG（绒毛膜促性腺激素）的变化。如果2～4周以后IgG的抗体滴度升高，考虑有现症感染，这个时候尽量不要继续妊娠，抗体转移以后再备孕。如果在早孕期间检查出抗体阳性，要进行一段时间的观察，对于胎儿畸形的筛查要特别注意，看是否是由于病毒感染造成胎儿畸形。过去我国孕检必须进行TORCH检查，现在改为自愿检测项目。

86. 孕妇如何检查是否感染弓形虫?

孕妇感染弓形虫多为隐性感染，且临床表现缺乏特异性，因此判断孕妇是否感染弓形虫必须借助于病原学、免疫学及分子生物学等诊断方法，病原学诊断方法分为直接镜检和病原分离。直接镜检时取孕妇的腹水、胸水、羊水、血液等体液或可疑病变组织，做涂片染色或组织切片，查出弓形虫虫体即可确诊。

目前免疫学方法仍是早期检测和诊断孕妇弓形虫感染最常用的方法。免疫学诊断方法主要有染色试验（DT）、凝集试验（AT）、酶联免疫吸附试验（ELISA）、免疫胶体金技术等。近年来随着聚合酶链反应（PCR）和 DNA 探针技术已开始试用临床孕妇弓形虫感染的检测，可直接检测虫体DNA。

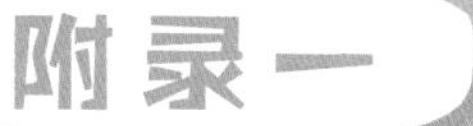

弓形虫病诊断技术

（NY/T 573—2002）

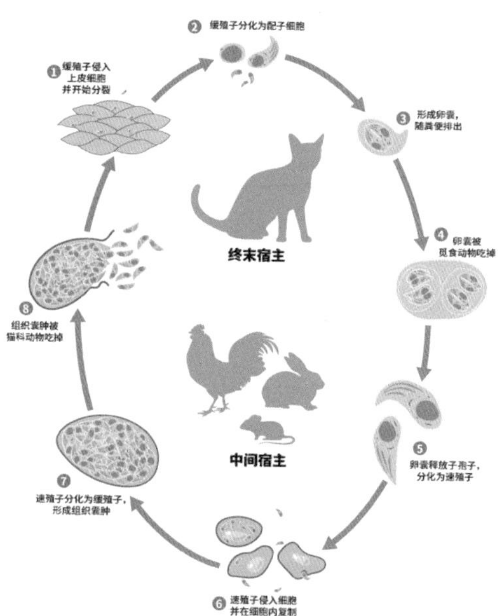

1 范围

本标准规定了弓形虫病的诊断技术要求。

本标准所规定弓形虫的分离鉴定适用于本病的确诊；间接血凝试验适用于大批量样品的普查。

2 弓形虫的分离鉴定

2.1 材料准备

2.1.1 器材：玻璃组织研钵，无菌砂子，5mL注射器及针头。

2.1.2 0.8%生理盐水：加入青霉素和链霉素，使其终浓度分别为100IU/mL和10μg/mL。

2.1.3 蛋白酶。

2.1.4 健康实验小鼠27只。

2.2 待检样品的采集及处理

无菌采取病畜的脑组织、心、肝、肺、肾、骨骼肌各2g，以及3mL腹腔液，所取组织或器官材料分别放入玻璃组织研钵中，加入无菌砂子和0.8%的无菌盐水进行研磨，研磨成组织糜。研磨好的组织（器官），用0.8%的盐水配制成10%～20%的组织悬浮液。肺组织和肌肉组织悬浮液加入蛋白酶消化。消化后的组织悬浮液用于接种，腹腔液不用处理可直接接种。

2.3 操作方法

接种：选取27只健康试验用小鼠，分为9组，每组3只，作如下处理。

空白对照组（1组）：不作任何处理。

生理盐水接种组（1组）：每只小鼠腹腔接种生理盐水1mL。

病料接种组（共7组）：每只小鼠分别腹腔接种2.2所制备的待检样品1mL。

2.4 检查与判定

小鼠接种待检样品后，如在2～14d内发生死亡，则应抽取腹腔渗出液涂片镜检。同时另采集脑、肝、肺、脾涂片，涂片进行姬姆萨染色后用显微镜镜检。若小鼠未发生死亡，则应在接种后的6～8周对小鼠进行捕杀，并按上述方法取样镜检。若在小鼠腹腔液中查出速殖子[❶]或所取的组织样品中查出包囊[❷]或缓殖子[❸]，则可将待检样品判为阳性。没有查出则判为阴性。

当空白对照组和生理盐水接种组没有查出弓形虫时，可进行结果判定，否则应重检。当所检样品中,有一个为

---

❶ 速殖子呈月芽形,长为4～8μm,宽为2～4μm。包囊呈球形，囊壁薄，直径为25～100μm。

❷ 包囊内往往充满圆形或月芽状的缓殖子，缓殖子长为3μm，宽为2～3μm。

❸ 缓殖子对姬姆萨染液高度敏感，呈嗜碱性。

阳性，即说明被检动物已被弓形虫感染，将其判为阳性；当所检样品全部为阴性时，将被检动物判为阴性。

3　间接血凝试验（IHA试验）

3.1　材料准备

3.1.1　96（12×8）孔110°V形有机玻璃反应板，100μL微量加样器，振荡器，医用离心机，移液管等。

3.1.2　弓形虫诊断制剂（IHA抗原），稀释液，阳性、阴性血清。

3.2　操作方法

3.2.1　弓形虫诊断制剂按瓶上标示毫升数加入灭菌蒸馏水稀释摇匀，1500～2000r/min离心5～10min，弃上清液，加等量稀释液摇匀，置4℃下静置24h后使用。

3.2.2　采被检疫动物或人的血液2～2.5mL，分离血清（应无血球）。

3.2.3　用微量加样器往96孔有机玻璃反应板每孔加75μL稀释液。每个样品加4孔。每块板设阳性、阴性血清对照。对照均加8孔。

3.2.4　往各组第1孔加25μL的被检血清，或阳性血清，或阴性血清。

3.2.5　用加样器对每组进行1∶4系列稀释，被检血清组稀释至第3孔，阳、阴性对照组稀释至第7孔。被检血清组第4孔，阳、阴性对照组第8孔为稀释液（见表1）。

表1　各组各孔的稀释度

孔号	1	2	3	4	5	6	7	8
被检血清组	（第一组）4	16	64	稀释液对照	（另一组）4	16	64	
阴性对照组	4	16	64	256	1024	4096	16384	稀释液对照
阳性对照组	4	16	64	256	1024	4096	16384	稀释液对照

3.2.6　将准备好的诊断液摇匀，用移液管加25μL诊断液于每孔中。加完后将反应板置微型振荡器上振荡1～2min，直至诊断液中的血球分布均匀，从振荡器上取下反应板，用干净的玻璃板或纸板盖住反应板，以防灰尘落入，置22～37℃静置2～3h后观察结果。

3.3　判定

在阳性对照血清滴度不低于1∶1024（第5孔）；阴性对照血清除第1孔允许存在前滞现象（+）外,其余各孔均为（－）；稀释液对照为（－）的前提下，对被检血清进行判定，否则应重做。

间接血凝试验的判定标准如下。

“++++”:100％红细胞在孔壁下部呈均质的膜样凝集。边缘整齐，致密。因重力关系，膜样凝集的红细胞有时出现下滑现象。

“+++”：75%的红细胞在孔壁下部呈膜样凝集，不凝集的红细胞在孔底中央集中成很小的圆点。

“++”：50%的红细胞在孔壁更下部呈稀疏的凝集，不凝集的红细胞在孔底中央集中成较大的圆点。

“+”：25%的红细胞在孔底凝集，其余不凝集的红细胞在孔底中央集中成大的圆点。

“－”：所有的红细胞均不凝集，并集中于孔底中央呈规则的最大的圆点。

被检血清第3孔（1∶64稀释）达到“++”或以上，将被检样品判为阳性。

被检血清第3孔（1∶64稀释）为“+”或“－”，将被检样品判为阴性。

附录二

弓形虫病检疫技术规范

（SN/T 1396—2015）

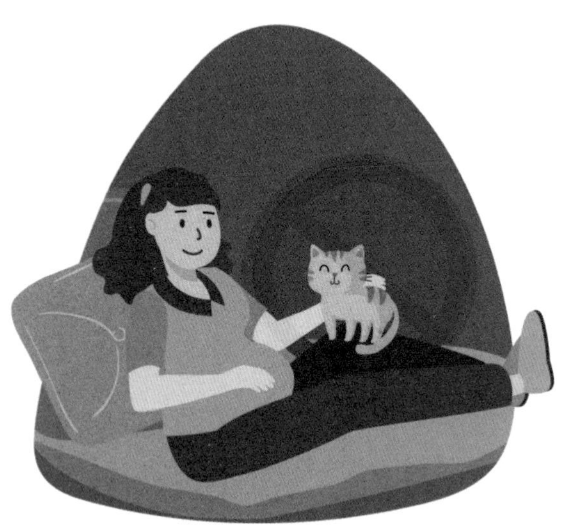

1 范围

本标准规定了弓形虫病的临床诊断、弓形虫的分离与鉴定、间接荧光抗体试验、间接血球凝集试验、酶联免疫吸附试验、聚合酶链反应（PCR）、套式PCR和实时荧光PCR的技术要求。

本标准适用于各类动物弓形虫病的诊断、进出口检疫及流行病学调查等。

2 规范性引用文件

下列文件对于本文件的应用是必不可少的。凡是注日期的引用文件，仅注日期的版本适用于本文件。凡是不注日期的引用文件，其最新版本（包括所有的修改单）适用于本文件。

GB 19489　实验室　生物安全通用要求

3 临床诊断

弓形虫病是由刚地弓形虫感染所引起的一种人兽共患传染病，各类温血动物对本病都具有易感性，动物感染本病无明显的季节性，临床多表现为繁殖障碍、呼吸及神经系统症状，与其他很多疾病相似，如猪感染本病初期，常出现稽留性高热、精神委顿、食欲减退、腹式呼吸等症状，体温升至40.5 ～ 42℃；妊娠母猪、母羊感染本病多导致流产、产死胎、胎儿畸形等繁殖障碍性症状；鸡则多表现为神经性症状。具体病理变化和流行病学特征参见附录A。临床症状不能作为本病的确诊依据，而须经实验室检测出病原体和特异性抗体才能确诊。

4 实验室诊断

4.1 实验操作生物安全要求

本标准所列各项实验操作应符合国家有关病原微生物实验室生物安全管理要求，具体防护措施及要求按GB 19489执行。

4.2 弓形虫的分离鉴定

4.2.1 材料和试剂

4.2.1.1 器材：研钵，无菌石英砂，5mL注射器及针头，普通生物显微镜。

4.2.1.2 双抗磷酸盐缓冲液（双抗PBS）：0.3mol/L，pH 7.4的PBS（配制方法见附录B中B.1）中加入终浓度分别为100IU/mL和745IU/mL的青霉素和链霉素。

4.2.1.3 蛋白酶K（50μg/mL）。

4.2.1.4 健康实验鼠：清洁级KM、ICR或BALB/c实验小鼠。

4.2.1.5 姬姆萨染色液（配制方法见B.2）。

4.2.2 样品的采集和处理

无菌采集2 ~ 5g病畜的脑、胎盘、心、肝、肺、肾、骨骼肌等病料组织或5mL腹腔液，放入洁净组织研钵中，加入适量无菌石英砂和双抗PBS研磨成糊状（胎盘、心、肺、骨骼肌等病料可先用蛋白酶K消化后研磨），将研磨好的组织样用双抗PBS稀释成10% ~ 20%（体积分数）的组织悬浮液，腹腔液可不用处理直接进行接种，4℃保存备用。

4.2.3 小鼠接种试验方法

选取9只健康实验鼠，分成3组，每组3只，作如下处理。

空白对照组：不作任何处理。

PBS对照组：每只实验鼠腹腔接种双抗PBS 0.5mL。

病料接种组：每只实验鼠分别腹腔接种按4.1.2方法制备的试样0.5mL。

4.2.4 结果观察与鉴定

持续饲养观察实验鼠接种病料后的反应，如实验鼠在接种后2 ～ 14d内发生死亡，则同时抽取其腹腔液，采集脑、肝、肺和脾，分别用等体积的灭菌PBS重悬制成涂片，经姬姆萨或瑞氏染色后用显微镜镜检；如未发生死亡，继续培养4 ～ 6周后捕杀所有实验鼠，并按前述方法取样镜检；若在实验鼠样品中发现呈新月形、大小约（4 ～ 7μm)×(2 ～ 4μm)，一端钝圆、一端稍尖，胞浆呈浅蓝色，有颗粒，核呈深蓝紫色，偏于钝圆一端的弓形虫速殖子或在组织样品中发现直径约5 ～ 50μm里面充满被蓝染的弓形虫速殖子的包囊（示意图见图A.1)，即为检出弓形虫。

当空白对照和生理盐水对照组未检出弓形虫时，方可进行试验结果判定，否则应重检。

当所检样品中有任意一个检出弓形虫，即可判定该动物感染弓形虫；而当所有试样均未检出弓形虫虫体，还应采用PCR方法检测确认，只有所有结果均为阴性方可判定该动物未感染弓形虫。

4.3 聚合酶链反应（PCR）

4.3.1 试剂、材料和设备

4.3.1.1 弓形虫RH株核酸

由指定单位提供。

4.3.1.2 DNA提取试剂

样品裂解液、DNA抽提液、异丙醇、冰乙醇、TE缓冲液（配制方法见附录B）。

4.3.1.3 PCR反应试剂

10×PCR缓冲液（含mg^{2+}）、dNTP、*Taq*DNA聚合酶、ddH_2O。

4.3.1.4 引物

4.3.1.4.1 普通PCR引物（以P30基因为目标设计）

上游引物：5'-CGA CAG CCG CGG TCA TTC TC-3'

下游引物：5'-GCA ACC AGT CAG CGT CGT CC-3'

扩增产物为521bp。

4.3.1.4.2 套式PCR引物（以B1基因为目标设计）

P1为5'-ATG TGC CAC CTC GCC TCT-3'

P2为5'-GTC ATC CGC AGT CTT CGC T-3'

P3为5'-TCT CTC TTC AAG CAG CGT AT-3'

P4为5'-AGC GTT CGT GGT CAA CTA tc-3'

Pl和P2的扩增产物为426bp，P3和P4的扩增产物为225bp。

4.3.1.4.3　实时荧光PCR引物及探针（以B1基因为目标设计）

上游引物：5'-TCT CTC TTC AAG CAG CGT AT-3'

下游引物：5'-AGC GTT CGT GGT CAA CTA TC-3'

TaqMan探针：5'-FAM-TGG TGT ATT CGC AGA TTG GTC G-TAMRA-3'。

4.3.1.5　电泳试剂

TBE电泳缓冲液、2%琼脂糖、溴化乙锭(10mg/mL)、上样缓冲液、DL-2000 DNA分子量标准物。

4.3.1.6　仪器设备

普通PCR仪、实时荧光PCR仪、电泳仪、凝胶成像系统、高速冷冻离心机、微量移液器、核酸蛋白分析仪和PCR操作柜。

4.3.2　样品采集与处理

4.3.2.1　无菌采集待检动物的血液或脑、心、肝、肺、肾、骨骼肌、胎盘和腹腔液等病料组织。

4.3.2.2　全血样品：待检血样中加入5×体积的10mmol/L Tris/NH_4C1，冰浴20min，2000*g*离心15min，弃上清液，在细胞沉淀中再加入1mL Tris/NH_4C1溶

液，2000*g*离心，重复1～2次（去除红细胞），在沉淀中加入250μL裂解液，55℃消化2h，再100℃处理10min,12000r/min离心10min，取上清液，加入等体积的三氯甲烷反复抽提2次，加70%冰乙醇沉淀DNA，12000r/min离心10min，弃上清液，晾干，加100μL TE缓冲液溶解DNA，以微量核酸蛋白分析仪测定模板DNA的纯度与浓度，OD_{260}/OD_{280}比值应在1.6～2.0之间。

4.3.2.3　腹水样品：取待检动物腹水离心弃上清液，在沉淀中加入1mL裂解液进行消化处理，提取DNA，操作方法同4.3.2.2。

4.3.2.4　组织样品：取待检动物肝、脾、子宫、肾脏等捣碎制成匀浆，加入等体积裂解液进行消化处理，提取DNA，操作方法同4.3.2.2。

4.3.3　PCR试验操作

4.3.3.1　普通PCR

以50μL反应体系为例：在PCR反应管中依次加入10×PCR缓冲液（含mg^{2+}）5μL,dNTPs（2.5mmol/L）4μL,上游引物、下游引物(10mmol/L)各1μL，*Taq*酶(5U)1μL,ddH_2O 33μL制成PCR预反应液，再向预反应液中加试样DNA模板5μL，封盖后作涡旋混匀，置于带热盖的PCR仪中，按如下反应参数进行扩增反应：94℃预变性3min；94℃变性1min，55℃退火1min，72℃延伸2min，30个循环，再72℃延伸8min，4℃保存。同时用弓形虫RH株DNA模板和ddH_2O做阳性和空白对照。

4.3.3.2　套式PCR

以50μL反应体系为例：在PCR反应管中依次加入10×PCR缓冲液(含mg^{2+})5μL，dNTPs(2.5mmol/L) 4μL，P1引物、P2引物(10mmol/L)各1μL，*Taq*酶(5U)0.5μL，ddH_2O 33.5μL制成PCR预反应液，再向预反应液中加试样DNA模板5μL，封盖后作涡旋混匀，置于带热盖的PCR仪中，按如下反应参数进行第一次扩增反应：94℃预变性3min；94℃变性30s，54℃退火30s，72℃延伸1min，35个循环；72℃延伸7min；再取一新的PCR反应管依次加入10×PCR缓冲液（含mg^{2+}）5μL，dNTPs（2.5mmol/L）4μL，P3引物、P4引物（10mmol/L）各1μL，*Taq*酶（5U）0.5μL，ddH_2O 38μL制成PCR预反应液，再加入第一次扩增产物0.5μL，封盖后作涡旋混匀，置于带热盖的PCR仪中，按如下反应参数进行扩增反应：预变性为94℃ 3min；94℃ 30s，58℃ 30s，72℃ 1min，35个循环，再72℃延伸7min，4℃保存。同时用弓形虫RH株DNA模板和ddH_2O做阳性和空白对照。

4.3.3.3　电泳检测

用TBE电泳缓冲液配制2%的琼脂糖，加入0.5μg/mL EB制成凝胶电泳板。将凝胶板放入水平电泳槽，使电泳缓冲液刚好淹没胶面。取5μL扩增产物和2μL上样缓冲液混匀后加入样品孔，设立DNA分子量标准作对照，5V/cm电泳约30min，当溴酚蓝到达底部时停止。在260nm波长紫外灯下观察有无扩增产物条带。

4.3.3.4　实时荧光PCR

以25μL反应体系为例：在PCR反应管中依次加入10×PCR缓冲液（含mg^{2+}）2.5μL，dNTPs（2.5mmol/L）2μL，上游引物、下游引物（10mmol/L）各1μL，DNA探针（10mmol/L）0.5μL，*Taq*酶（5U）0.5μL，ddH_2O 15.5μL制成PCR预反应液，再向预反应液中加试样DNA模板2μL，封盖后作涡旋混匀，置于实时荧光PCR仪中，按如下反应参数进行第一次扩增反应：95℃预变性5min；95℃变性15s，60℃退火40s，40个循环；每个循环反应结束收集荧光信号，试验结束后，保存结果，根据收集的荧光曲线和Ct值判定结果。

4.3.4　结果判定

4.3.4.1　普通PCR

在阳性、空白阴性对照成立的条件下，即阳性对照模板DNA的扩增产物经电泳检测可见到521bp大小的核酸电泳条带，空白阴性对照无相应扩增条带时，进行结果判定：

当试样DNA扩增出521bp大小的核酸电泳条带，可判定试样检出弓形虫，否则，判定为未检出。必要时，应对扩增产物进行测序确认，产物参考序列参见附录C中C.1。

4.3.4.2　套式PCR

在阳性、空白阴性对照成立的条件下，即阳性对照模板DNA经两次扩增后产物经电泳检测可见到225bp大小的核酸电泳条带，空白阴性对照无相应扩增条带时，进行结果判定：

当试样DNA经两次扩增后检出225bp大小的核酸电泳条带，即可判定试样检出弓形虫，否则，判定为未检出。必要时，须对扩增产物进行测序确认，产物参考序列参见C.2。

4.3.4.3　实时荧光PCR

在阳性、空白阴性对照成立的条件下，即阳性对照扩增反应出现典型的扩增曲线，Ct值应小于28.0；空白阴性对照不产生扩增曲线，为一水平线时，进行结果判定：

——若试样不产生扩增曲线，表示试样中未检出弓形虫；

——若试样产生明显扩增曲线，且Ct值应小于35.0，判定试样中检出弓形虫；当Ct值应大于35.0，判可疑，建议适当增加模板DNA量重做，重做若不产生明显扩增曲线或Ct值仍大于38.0，判为阴性，否则判定为阳性。

4.4　间接免疫荧光抗体试验(IFA)

4.4.1　材料和试剂

4.4.1.1　弓形虫RH株抗原片：弓形虫RH株速殖子腹腔接种清洁级以上实验小鼠，3～5d后处死，收取速殖子虫体，用PBS稀释成4×10^7/mL，再加入0.2%(体积分数)的40%甲醛，置4℃冰箱过夜。取5μL处理好的弓形虫速殖子溶液涂布于载玻片上，每片可涂15个点，晾干，甲醇固定10min,置-20℃保存备用。

4.4.1.2　荧光抗体:异硫氰酸荧光素标记的兔抗羊IgG抗体(对于不同动物采用不同的荧光二抗)。

4.4.1.3　阳性对照血清、阴性对照血清：由指定单位提供。

4.4.1.4　0.3mol/L pH7.4的磷酸盐缓冲液（PBS）。

4.4.1.5　0.2%的伊文思蓝染色液（配制方法见B.3）。

4.4.1.6　实验器材：荧光显微镜、微量移液器、湿暗盒。

4.4.2　样品采集

无菌采集动物血液约1mL，静置自然析出血清或2000r/min离心分离血清，置4℃冰箱备检。

4.4.3　试验操作步骤

4.4.3.1　取出抗原片，用PBS洗涤2次，每次10min。

4.4.3.2　将待检血清用PBS稀释成1∶16、1∶32、1∶64至1∶1024，依序滴加于抗原片上，每点5μL，置湿暗盒内，室温孵育30min，同时做阴性、阳性血清对照和PBS空白对照。

4.4.3.3　取出抗原片用PBS漂洗2次，每次10min。

4.4.3.4　将荧光抗体用0.2%的伊文思蓝染色液作适当稀释后滴加于抗原片上，每点5μL，置湿暗盒内，室温孵育30min。

4.4.3.5　取出抗原片用PBS漂洗3～5次，每次10min，再用10%甘油PBS封片，荧光显微镜下观察。

4.4.4 结果判定

当阳性对照的弓形虫被染成红色，且至少80%的寄生虫周边形成明显的绿色荧光环，而阴性对照和空白对照的弓形虫被染成红色，但周边没有绿色荧光环或仅产生绿色荧光帽时，表明试验成立，可进行检测结果判定：成年动物血清稀释度≥1∶64，幼龄动物或胎儿血清稀释度≥1∶32，对应的弓形虫虫体被染成红色，周边形成明显的绿色荧光环，判为阳性，否则将判阴性。

4.5 间接血球凝集试验(IHA)

4.5.1 材料和试剂

4.5.1.1 96(12×8)孔110° V形血凝板及玻璃盖板。

4.5.1.2 20～200μL微量移液器及吸头。

4.5.1.3 水平振荡器。

4.5.1.4 弓形虫IHA诊断液：抗原效价≥1∶1024，标准阴性对照血清效价≤1∶4，标准阳性对照血清效价≥1∶1024，由指定单位提供。

4.5.1.5 稀释液：0.3mol/L，pH7.4的PBS。

4.5.1.6 健康公绵羊红细胞泥：采健康公绵羊抗凝血，2000r/min离心5min，弃上清液，备用。

4.5.2 采样

无菌采动物静脉血液约1mL，静置自然析出血清或2000r/min离心分离血清，56℃水浴灭活30min，预冷，按血清和红细胞体积比9∶1加入健康公绵羊红细胞泥，室温吸附2h（或4℃冰箱过夜），2000 ～ 3000r/min离心10min，取上清液（要求无血球、无溶血、无杂菌污染），置4℃冰箱备检。

4.5.3 操作步骤

4.5.3.1 取洁净的血凝板，于各孔中加入75μL稀释液。

4.5.3.2 取受检血清25μL加入第一列孔中，用移液器反复吹吸混匀，取25μL加入第二列孔，混匀后取25μL加入第三列孔中，如此4倍稀释至第6孔，混匀即1∶4096弃去25μL（操作示例见表1）。

表1 弓形虫病间接红细胞凝集试验操作程序及结果判定举例

单位为微升

孔号	1	2	3	4	5	6	7
血清稀释度	1∶4	1∶16	1∶64	1∶256	1∶1024	1∶4096	稀释液对照
稀释液	75	75	75	75	75	75	75
受检血清	25	25	25	25	25	25	25
诊断液	25	25	25	25	25	25	25
操作	18～25℃静置2～3h						
结果判定举例（样）	++++	++++	++	-	-	-	-

4.5.3.3 每次试验应同时作标准阴、阳性血清及稀释液空白对照，标准阳性血清对照应稀释至1∶4096，标

准阴性血清稀释至1∶64，稀释方法同受检血清。

4.5.3.4　取弓形虫IHA诊断液（如为冻干制品需按使用说明洗涤稀释后使用），于各检验孔中加入25μL，置振荡器上振荡约1min（或手持血凝板绕圈轻摇至各孔中血球分布均匀），盖上玻璃盖板，18～25℃静置约2～3h（当稀释液空白对照呈现“-”时）观察判定结果。

4.5.4　结果判定

4.5.4.1　判定标准

判定标准如下：

——100%红细胞在孔底四周呈均匀、致密的膜样凝集，孔底中央无红细胞沉积，记“++++”；

——75%的红细胞在孔底四周呈膜样凝集，有少量未凝集的红细胞沉积在孔底中央，记“+++”；

——50%的红细胞松散地凝集在孔底四周，其余50%未凝集的红细胞沉积在孔底中央，记“++”；

——25%的红细胞凝集在孔底四周，其余大部分未凝集的红细胞沉积在孔底中央，记“+”；

——所有红细胞均不凝集，全部沉积在孔底中央呈规则的圆点，记“-”。

4.5.4.2　结果判定

以呈现“++”的血清最大稀释度为该血清的抗体滴度；当阳性对照血清抗体滴度不低于1∶1024，阴性对照血清各孔均为“-”（第一孔允许存在前滞现象“+”），稀释液空白对照为“-”时，对受检血清抗体滴度进行判定，否则试验不成立；受检血清抗体滴度≥1∶64时判为阳性（如表1示例：血清抗体滴度为1∶64，判为阳性），≤1∶16判为阴性。

4.6 酶联免疫吸附试验（ELISA）

4.6.1 试剂、材料和设备

4.6.1.1 弓形虫抗原，阴性、阳性血清：由指定单位提供。

4.6.1.2 酶标抗体：由指定单位提供。

4.6.1.3 包被缓冲液、洗涤缓冲液、样品稀释液、底物溶液和终止液：由指定单位提供或按附录B配制。

4.6.1.4 酶标反应板、试剂槽。

4.6.1.5 酶标仪、离心机、单道和12道移液器（20～200μL）。

4.6.2 样品采集与处理

无菌采集动物血液约1mL，静置自然析出血清或2000r/min离心分离血清，置4℃冰箱备检。

4.6.3 试验操作

4.6.3.1 包被酶标反应板：根据滴定的最适工作浓度，将弓形虫抗原用包被缓冲液作适当稀释后，加入酶标板中，每孔100μL，用封板膜封板，37℃温育2h后，置4℃冰箱中过夜。加封闭液200μL/孔，4℃过夜。

4.6.3.2 试验前取出反应板，用洗涤缓冲液洗板5次，叩干。

4.6.3.3　将待检血清用样品稀释液作1∶20稀释，加入包被好的反应孔中，每孔100μL，每样做两孔平行，同时做阴性、阳性血清和空白对照，混匀，置37℃温育1～1.5h。

4.6.3.4　洗板3～5次，叩干。

4.6.3.5　加酶标抗体，每孔100μL，混匀，置37℃温育1～1.5h，洗涤同上。

4.6.3.6　加入底物溶液，每孔100μL，混匀，置室温避光显色10～15min。

4.6.3.7　加终止液，每孔50μL，混匀。

4.6.3.8　将反应板放入酶标仪中，490nm波长处读出OD值。

4.6.4　结果判定

在对照系统成立，即阴性血清对照孔和空白对照孔OD＜0.15（参考值）、阳性血清对照孔OD≥0.4（参考值）时，按如下条件进行结果判定：

被检血清孔OD平均值≥0.2，且被检血清孔OD平均值/标准阴性血清孔OD平均值（*P/N*值）≥2.1，判为阳性，否则为阴性，如有其中一条低于判定标准，为可疑，应复检。

附录A 疾病概述
（资料性附录）

A.1 弓形虫病

又名弓形体病或弓浆虫病，是由刚地弓形虫（*Toxoplasma gondii*）寄生于人和动物有核细胞内导致的一种严重的人兽共患传染病。

A.2 病原

刚地弓形虫属于孢子虫纲（Sporogoea），球虫亚纲（Coccidia），真球虫目（Eucoccidiida），肉孢子科（Sarcocystidae），弓形虫属（*Toxoplasma*）。弓形虫在整个发育过程中分5个类型，即滋养体(又称速殖子)、包囊、裂殖体、配子体和卵囊。其中滋养体和包囊是其无性繁殖过程，在中间宿主(人、猪、狗、猫等)体内形成，裂殖体、配子体和卵囊为其有性繁殖过程，则是在其终末宿主(猫)体内完成。速殖子呈新月形或弓形，大小为(4 ～ 7μm)×(2 ～ 4μm)，一端稍尖，一端钝圆，主要发现于急性病例，其结构特征示意见图A.1和图A.2；包囊呈卵圆形，直径可达50 ～ 60μm；裂殖体呈圆形，和配子体都是寄生在猫的肠上皮细胞内；卵囊呈卵圆形，表面光滑，随猫的粪便排到体外。

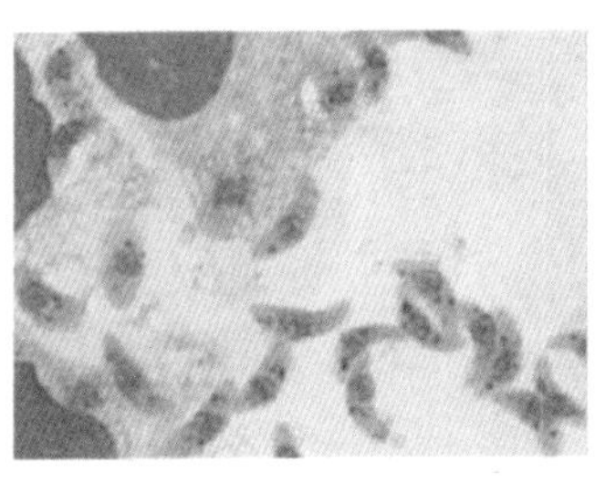

图A.1　弓形虫速殖子姬姆萨染色示意图

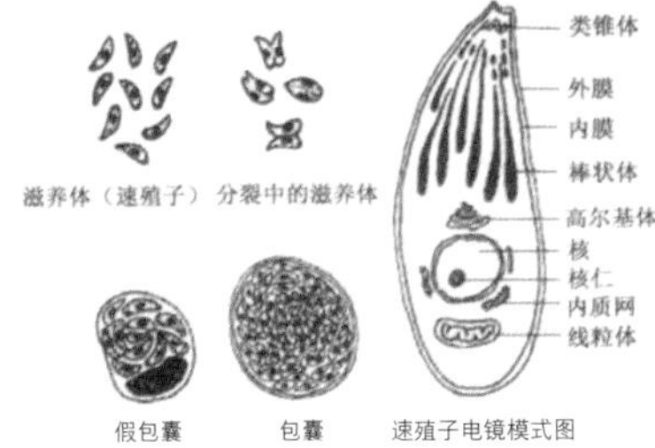

图A.2　弓形虫示意图

A.3　病理变化

弓形虫侵入机体后，随淋巴、血液循环散布于全身多种器官和组织，并在细胞中寄生和繁殖，致使脏器和组织细胞遭到破坏，同时毒素作用引起机体各脏器出现急性的炎症和组织水肿、出血、坏死等变化；当机体产生免疫力，弓形虫则在机体的一些脏器组织中形成包囊。尸体剖检，猪皮肤可见弥漫性紫红色并有较大的出血结痂斑点，肝脏、肺脏、心及全身淋巴结肿大，肝表面有粟粒大或针尖大的出血点和灰白色坏死灶；鸡多在大脑、脑干及脑室周围和小脑的颗粒细胞层及浦氏细胞层出现包囊。

A.4　流行病学

该病的流行无严格的季节性，其传染源主要是患病和带虫动物，该病的传染途径很多，主要是通过消化道

（食入被弓形虫卵囊或包囊污染的食物或水）感染，也可通过呼吸道和受损的皮肤传入体内引起感染，还可通过胎盘垂直感染，昆虫也可机械地传播本病，目前已知的有包括哺乳类、鸟类、鱼类、爬行类等约200余种动物和人都可作为其中间宿主感染，猫是其终末宿主；本病流行形式可分为爆发型、急性型、散发型以及隐性感染型，特别是隐性感染型，患病动物一般不表现出临床症状，如染病的猫一般不表现出临床症状，但却可持续地向体外排出弓形虫卵囊，而猫作为与人十分亲近的一种伴侣动物使得本病的危害更加突出、严重，也使本病很难扑灭、根除，目前世界各地均有本病发生，在我国人群感染率约为5% ～ 10%；家畜感染率达10% ～ 50%。

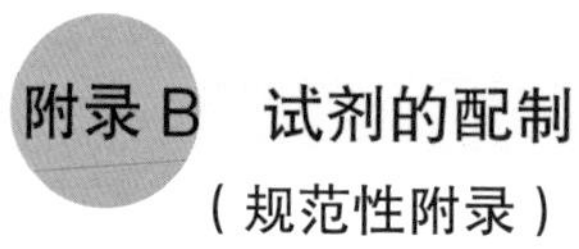

附录B　试剂的配制

（规范性附录）

B.1　pH7.4，0.3mol/L磷酸盐缓冲液(PBS)

$Na_2HPO_4 \cdot 12H_2O$	19.34g
KH_2PO_4	2.86g
NaCl	4.25g

KCl	1.00g
双蒸水（或去离子水）	1000mL

121℃、15min高压灭菌处理，备用。

B.2 姬姆萨染色液

姬姆萨粉	0.3g
甘油	25mL
甲醇	25mL

先将姬姆萨粉与甘油混匀，60℃保温溶解2h，再加入甲醇混匀，过滤即配成姬姆色素原液，应用前用PBS（6.8）作1∶10稀释。

B.3 0.2%的伊文斯蓝染色液

伊文斯蓝	0.2g
PBS	100mL

搅拌至完全溶解，过滤备用。

B.4 包被缓冲液（0.05mol/L，pH7.4）

Na_2CO_3	1.59g
$NaHCO_3$	2.93g
蒸馏水	至1000mL

B.5 洗涤缓冲液

PBS	1000mL

吐温-20	0.5mL

B.6 样品稀释液

含1%牛血清白蛋白的PBS。

B.7 底物溶液

柠檬酸	46.5mg
磷酸氢二钠（$Na_2HPO_4 \cdot 12H_2O$）	184.3mg
邻苯二胺（OPD）	4.0mg
30%H_2O_2	2.0μL
蒸馏水	至10mL

B.8 终止液（2mol/L硫酸）

H_2SO_4	58mL
蒸馏水	442mL

B.9 样品裂解液

10mmol/L Tris（pH7.4），10mmol/L EDTA，150mmol/L NaCl，0.4%SDS，100μg/mL蛋白酶K。

B.10 DNA抽提液

苯酚、三氯甲烷、异戊醇按25∶24∶1混匀即可。

B.11　TE缓冲液

10mmol/L Tris，1.0mmol/L K_2-EDTA，混匀，调pH值至8.0。

B.12　TBE缓冲液

Tris	54g
硼酸	27.5g
0.5mol/L EDTA（pH8.0）	20mL

B.13　上样缓冲液

溴酚蓝	0.25g
二甲基苯腈蓝	0.25g
蔗糖	50g
双蒸水	定容至100mL

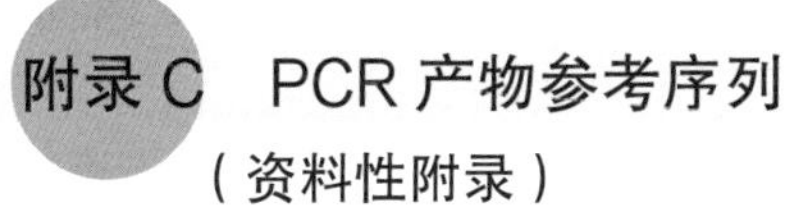

附录C　PCR产物参考序列
（资料性附录）

C.1　弓形虫P30基因PCR产物序列

cgacagc cgcggtcatt ctcacaccga cggagaacca cttcactctc aagtgcccta aaacagcgct cacagagcct cccactcttg cgtactcacc caacaggcaa atctgcccag cgggtactac aagtagctgt acatcaaagg ctgtaacatt gagctccttg attcctgaag cagaagatag ctggtggacg ggggattctg ctagtctcga cacggcaggc atcaaactca cagttccaat cgagaagttc cccgtgacaa cgcagacgtt tgtggtcggt tgcatcaagg gagacgacgc acagagttgt atggtcacgg tgacagtaca agccagagcc tcatcggtcg tcaataatgt cgcaaggtgc tcctacggtg cagacagcac tcttggtcct gtcaagttgt ctgcggaagg acccactaca atgaccctcg tgtgcgggaa agatggagtc aaagttcctc aagacaacaa tcagtactgt tccgggacga cgctgactgg ttgc(521 bp)

C.2 弓形虫B1基因套式PCR产物序列

atgt gccacctcgc ctcttgggag aaaaagagga agagacgctg ccgctgtttt gcaaatgaaa aggattcatt ttcgcagtac accaggagtt ggattttgta gagcgtctct cttcaagcag cgtattgtcg agtagatcag aaaggaactg catccgttca tgagtataag aaaaaaatgt gggaatgaaa gagacgctaa tgtgtttgca taggttgcag tcactgacga gctcccctct gctggcgaaa agtgaaattc atgagtatct gtgcaacttt ggtgtattcg cagattggtc gcctgcaatc gatagttgac cacgaacgct ttaaagaaca ggagaagaag atcgtgaaag aatacgagaa gaggtacaca gagatagaag tcgctgcgga gacagcgaag actgcggatg ac(426bp)